有一个天使，是为你而来；有一种亲密，就那么几年；有一种幸福，只有为人父母才能体味。当你深情地凝望她的小脸，轻吻那每一根小指头；当你把她高高举起，一起畅笑；当你抓紧她的小手，一起穿越城市的喧闹；当你坐在床沿，梳理她柔细的发丝……唤起你心中的是无限的疼爱，并让你明白活着的意义，从此为孩子而热爱人生。一本充满女性柔情、母爱亲情的绘本《妈妈日记》，送给所有孩子和钟爱孩子的父母。

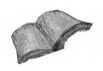

U0333817

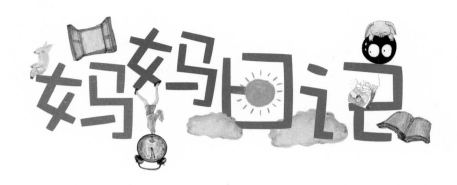

妈妈日记

夏女 绘著

西南师范大学出版社
国家一级出版社 全国百佳图书出版单位

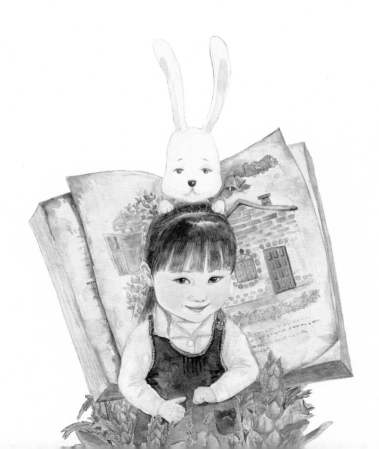

萌芽

　　记得一个春日里温馨的夜，埋下了一颗情爱的种子，我说不清是一种什么样的心境，总在红着脸羞涩地企盼，会结一枚什么样的果子。

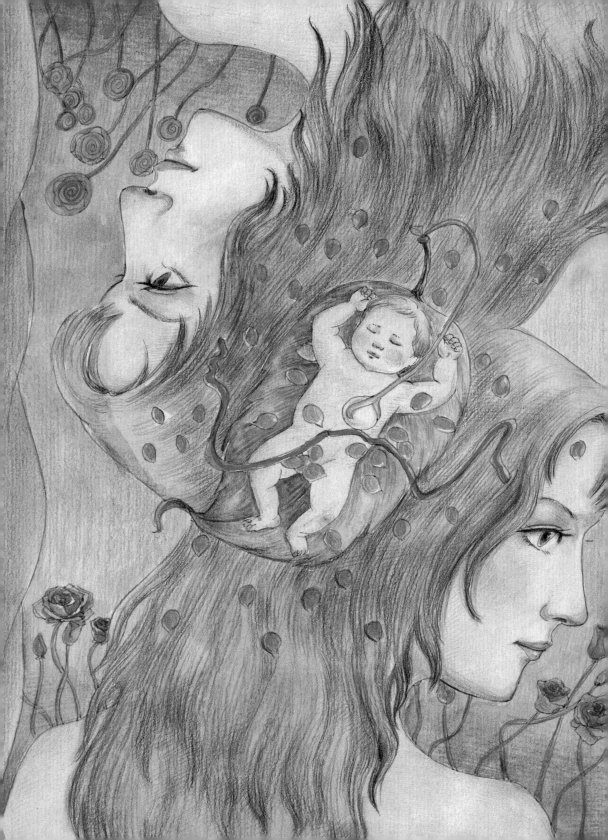

宝贝来了

　　不久，我清晰地感觉到宝贝你来了，躺在嫩嫩的新叶上，飘入我的身体，进入妈妈为你准备的爱的小屋。你在对我说："嘿嘿，妈妈，我喜欢你这里，这是我的第一个家。"

妊娠反应

　　我开始频繁呕吐、嗜睡，整天昏昏沉沉。宝贝，妈妈知道是你在爱的小屋里孕育、成长，乖乖地睡觉觉吧，有妈妈陪伴着你。从此，我变成了一个多愁善感爱流泪的女人，总在想着我的宝贝，在爱的小屋里过得好不好呀？

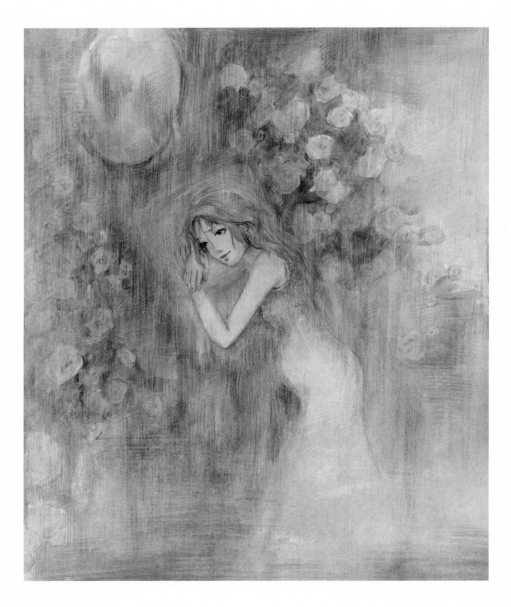

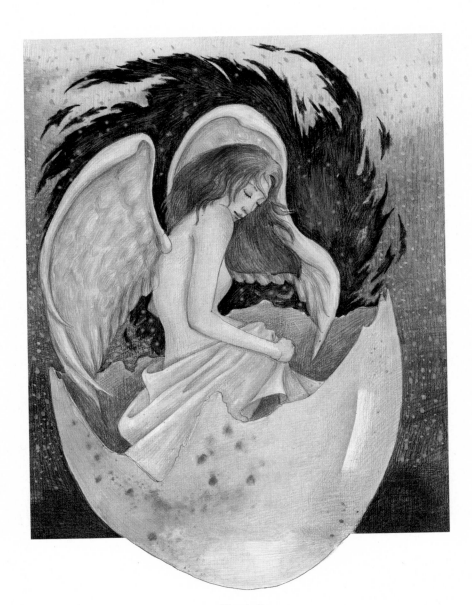

保护欲

　　宝贝一天天长大了，可以在小屋里拳打脚踢顽皮了。妈妈
有些害怕，总在担心你嫩芽一样的小身子。我拼命进食，好让
你骨壮筋强；我轻轻地走路，小心地做事，甚至远离电脑……
生怕你受到一点点外界的伤害。爸爸爱把脸贴在妈妈肚子上，
快乐地等待你的小手小脚给他一"耳光"，哈哈……

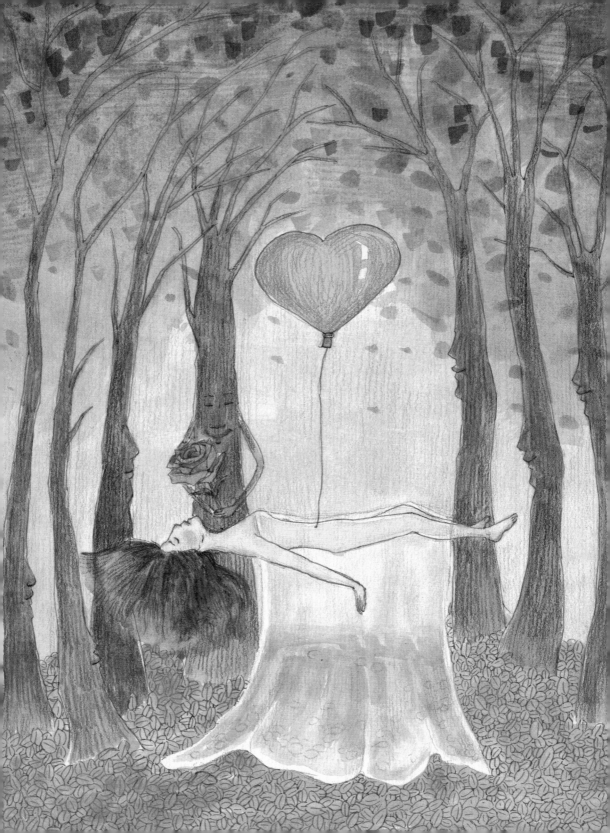

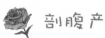 剖腹产

　　终于躺在了待产室的手术台上，就要见到我的宝贝了，紧张、期待、害怕、渴盼。还是你给予了妈妈无穷的力量，宝贝，我们一起努力吧！我撕裂般疼痛，我累得精疲力竭。你流着遍身的红眼泪来到了世界，你的啼哭，让妈妈虚弱地睁开了眼睛，看见了倾注我全部爱的你，为我而来的宝贝。

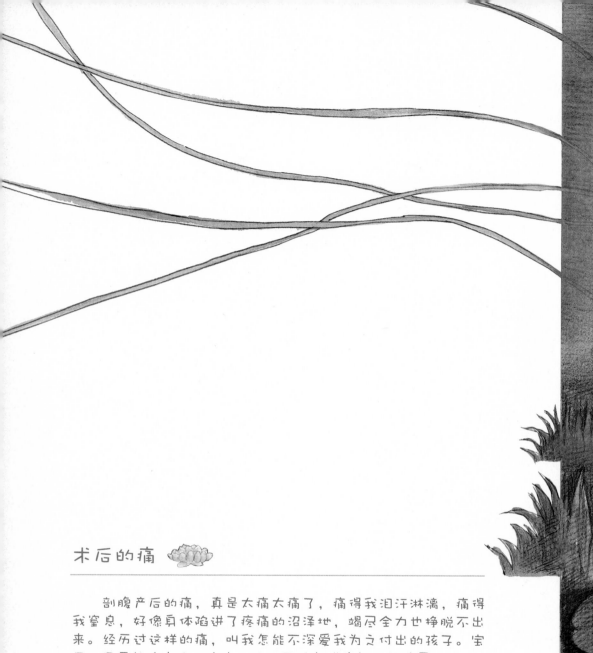

术后的痛

剖腹产后的痛，真是太痛太痛了，痛得我泪汗淋漓，痛得我窒息，好像身体陷进了疼痛的沼泽地，竭尽全力也挣脱不出来。经历过这样的痛，叫我怎能不深爱我为之付出的孩子。宝贝，只要能换来你的安宁，妈妈无论怎样痛都心甘情愿。

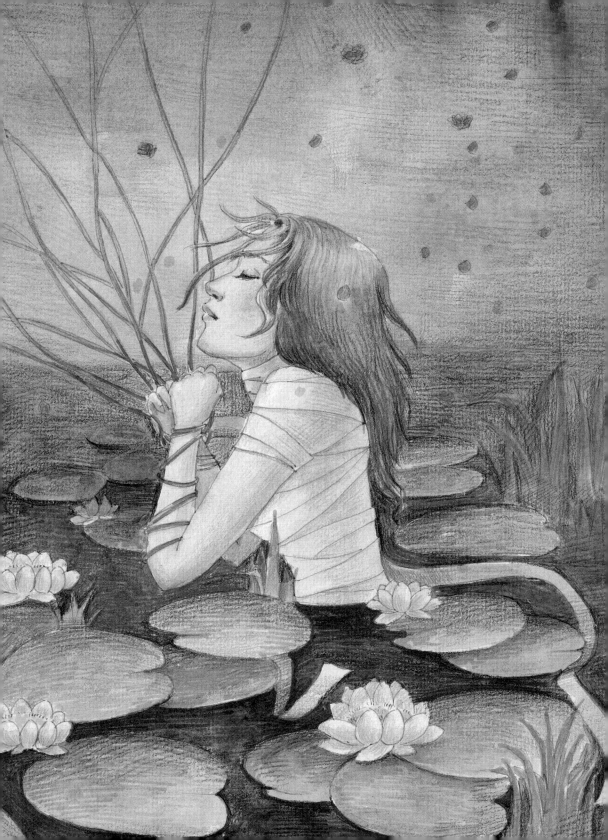

第一口奶

当你的小嘴，第一次吸食妈妈的奶水，我感觉春天嫩绿的新叶吹进来，鼻端闻到了清新的花香，慵懒的身体里流淌着痒痒的惬意。宝贝呀，是你的第一口奶，让妈妈体验了异样的甜蜜与缤纷的快乐。

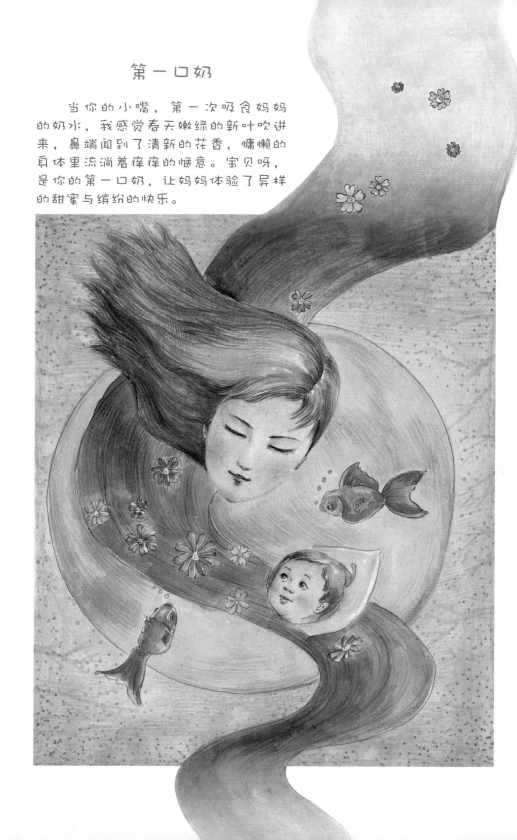

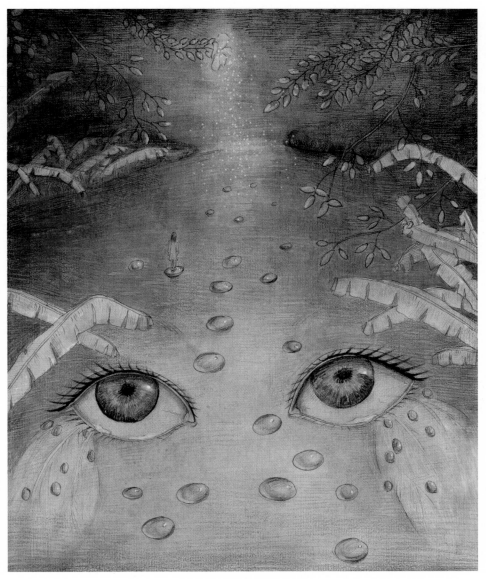

产后抑郁症

　　说不清为什么，妈妈在月子里总是盯着你小小的脸蛋发呆，一直就那样盯着你发呆，仿佛身处无人幽深的山谷，即使阳光也无法给我带来明亮和温暖。这时，身边的一切对我来说，都是一种绵绵的忧伤，泪水常常如迷雾一样朦胧我的眼睛。宝贝，这是你带给妈妈的感觉吗？女人都会这样产后抑郁吗？

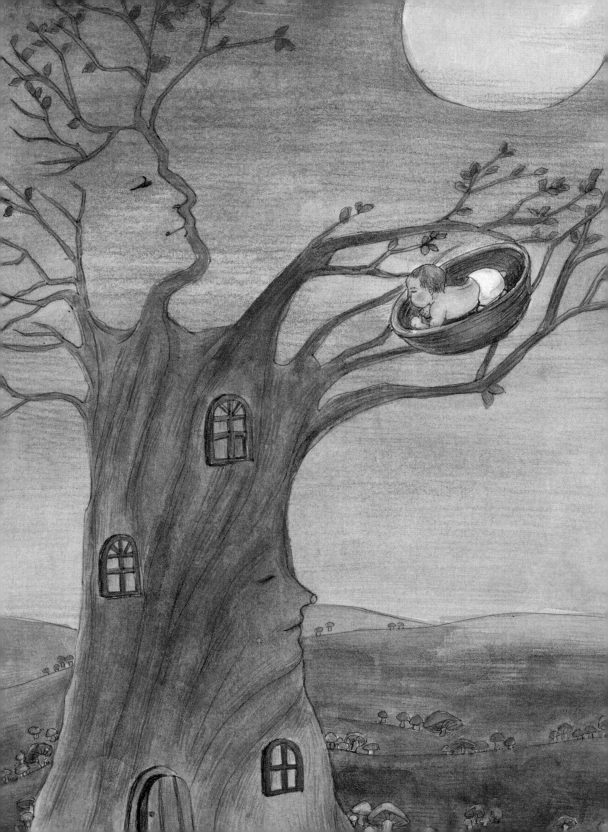

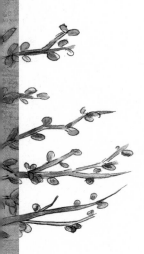

爸爸的秘密

你的爸爸告诉我，他和上帝分享了一个秘密，上帝在很早以前就答应过他，给他一个美丽的妻子和可爱的女儿，她们曾经都是上帝身边的天使。而今他的愿望实现了，所以他要像大树一样永远守护这个家。

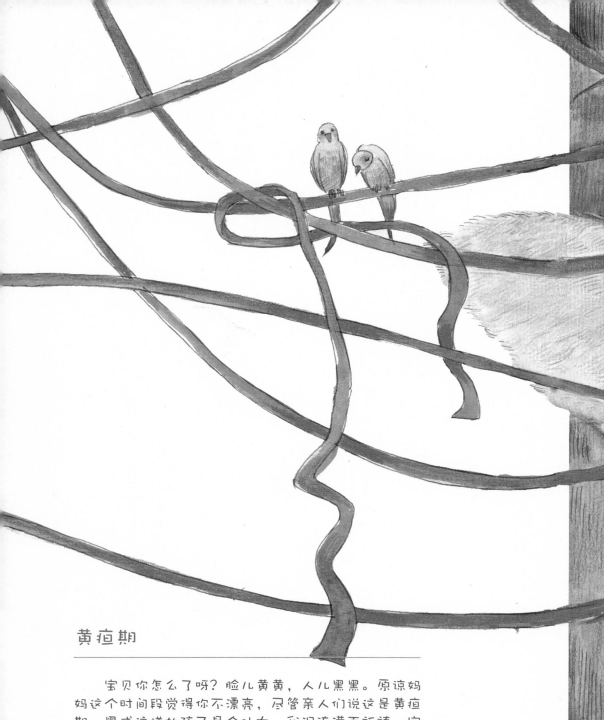

黄疸期

　　宝贝你怎么了呀？脸儿黄黄，人儿黑黑。原谅妈妈这个时间段觉得你不漂亮，尽管亲人们说这是黄疸期，黑成这样的孩子是个仙女。我泪流满面祈祷，宝贝快施魔法吧！快快变回那个白皙可爱的天使吧！我宁愿我变得丑陋换回你的美丽。

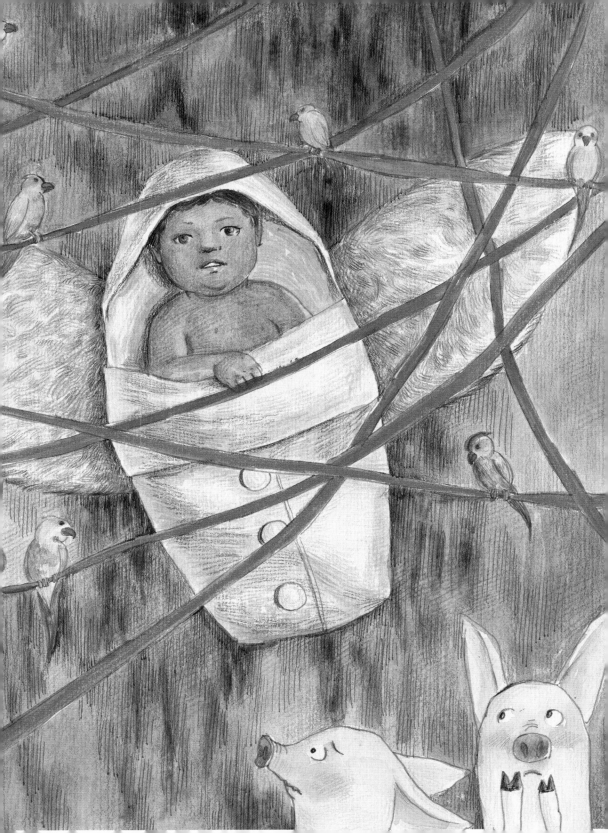

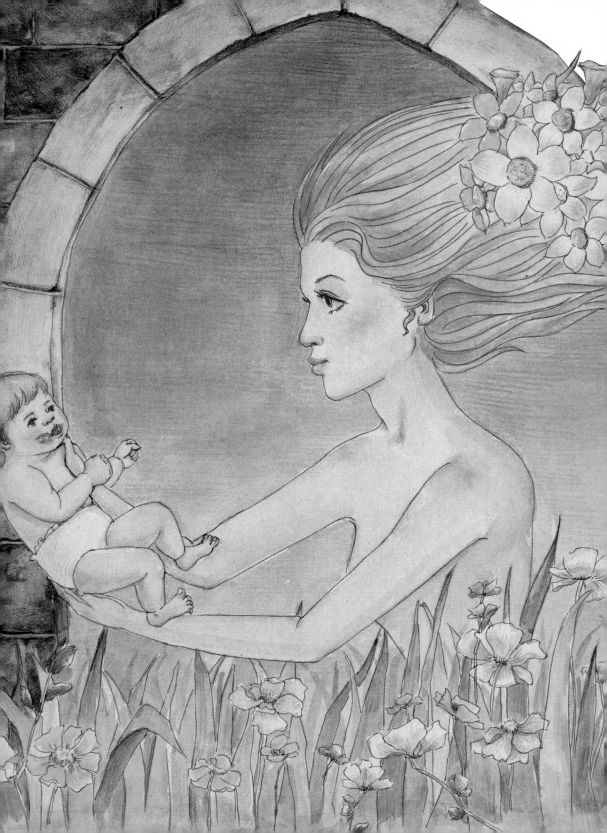

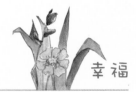

幸福

　　哈哈……我的宝贝变回来了，妈妈的白白的、香香的小肉团回来了。拥抱着你，我就像走进了有梦幻般花园的城堡。我用力呼吸你身上淡淡的奶香，哼起歌儿，吻在你唇边，小心地转圈，像春之女神一样快乐。有个漂亮宝贝的妈妈，多么幸福。

工作

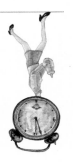

　　短暂的月子后，妈妈又回去工作
了。每当我下班走出工作室大楼，立
刻感觉眼前一片缤纷，连路边不变的
风景和顽皮的孩子，也变得无限美好
而可爱。我像小孩一样蹦蹦跳跳，想
起你噘起嘴吸奶的样子，我匆忙回家
的脚步就仿佛踩在绚烂的彩虹上，这
是因为我的宝贝在等我回家。无论怎
样强势的女人，孩子给你带来的快乐
是没法替代的。

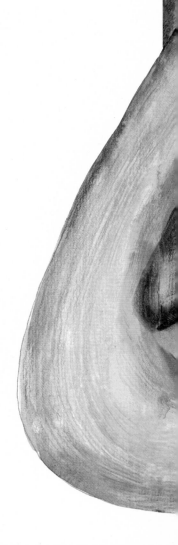

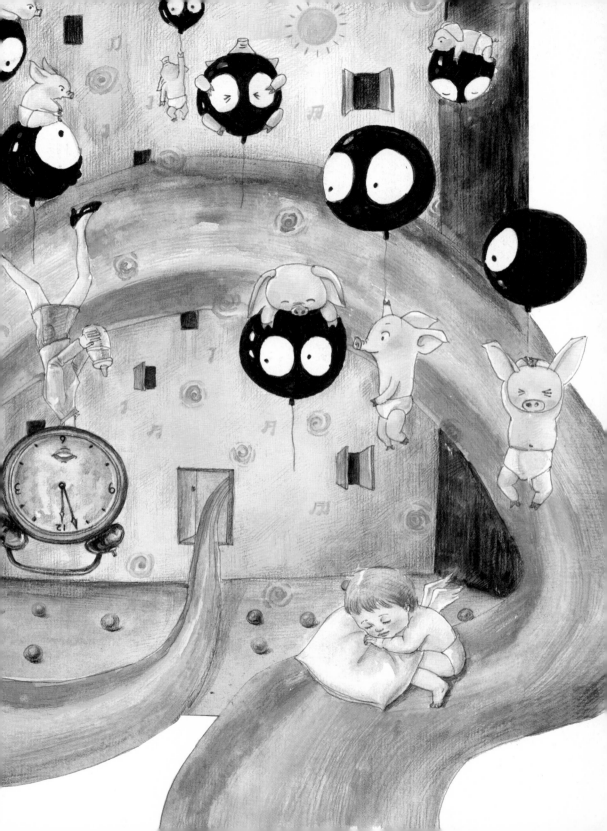

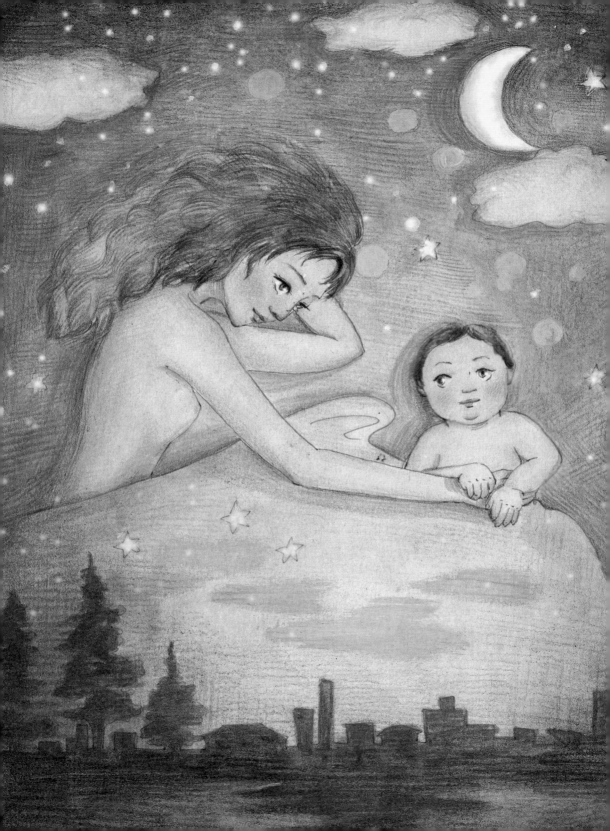

断奶

　　宝贝，你梦中是否慌张地寻找妈妈的奶源，胖胖的小手像风中的柳条不停地挥舞。断奶让我如释重负，又伴随一种孩子依偎在怀吸奶的眷念，尤其是一段时间孩子已不那么依赖于我后的失落，我只有含泪吻着你香香软软的小手指诉说："宝贝，妈妈怎么忍心给你断奶，但是你终归要长大，不能老是迷恋妈妈的奶水吧！"

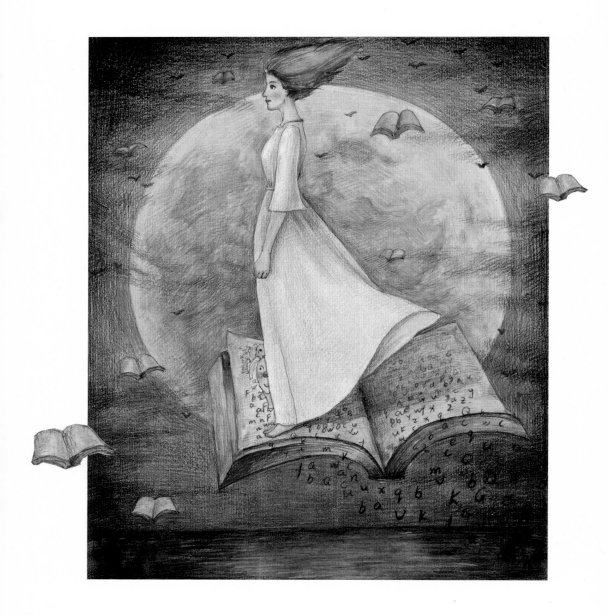

渴望学习 📖

　　宝贝，自从你来到妈妈身边后，我常常感叹人生的美丽和繁华多
么短暂，我想制造捕捉美丽繁华的网，留住人生极致的美丽。这需要
借助知识的翅膀，所以我渴望更高层次的学习。宝贝，妈妈想成为你
的精神偶像，影响你的未来，这一切都源于对你的爱呀！

干 激发灵感

渴望学习的念头，就像你的小手手在拨弄妈妈的神经。有一天我突然发现，我的智慧精灵，就沉睡在大脑深处的蘑菇房子里，是你的小手手打开了房子里一幅幅神奇的画境。我惊喜，宝贝，你改变着我的思维，你激发了妈妈的灵感，你开启了妈妈无穷的潜力与才情之门。

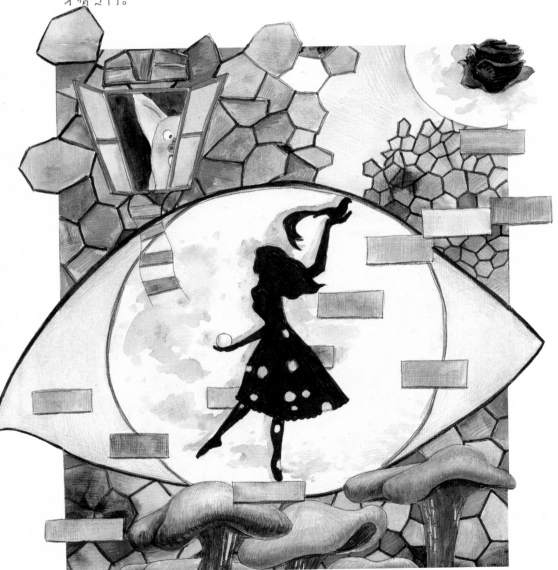

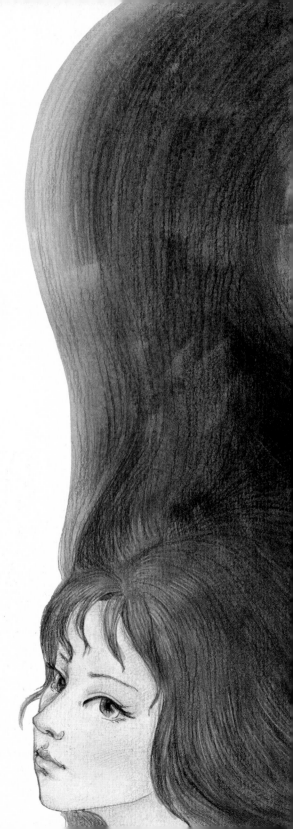

震惊

　　产后的工作忙忙碌碌，宝贝缺少了我每时每刻的陪伴。有一天，电视里动情地唱起"世上只有妈妈好"的儿歌，宝贝竟然随着儿歌默默地流眼泪。我心酸又震惊，这么小的孩子，多情而心善的孩子，将来会不会被欺负？有人说孩子对妈妈的依恋，是从一个细胞孕育就开始的。

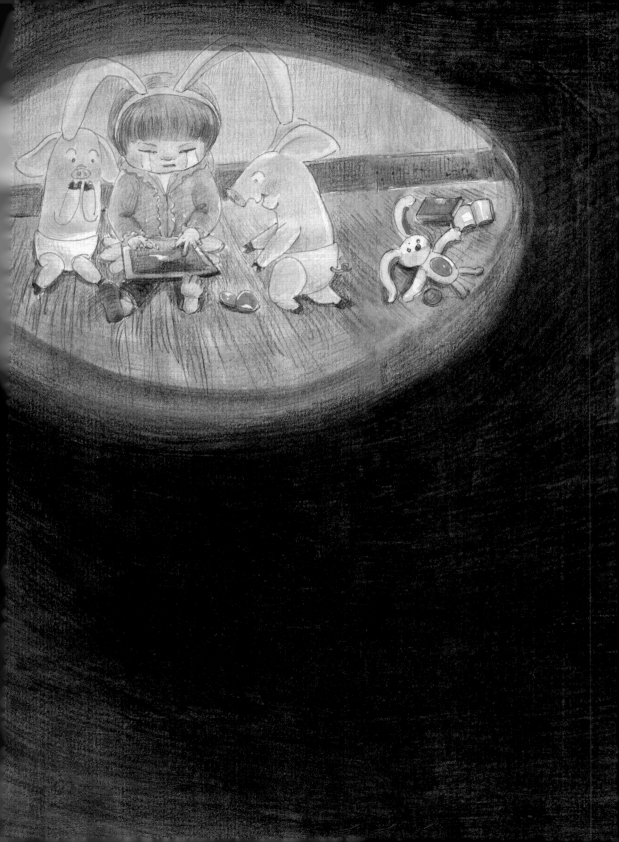

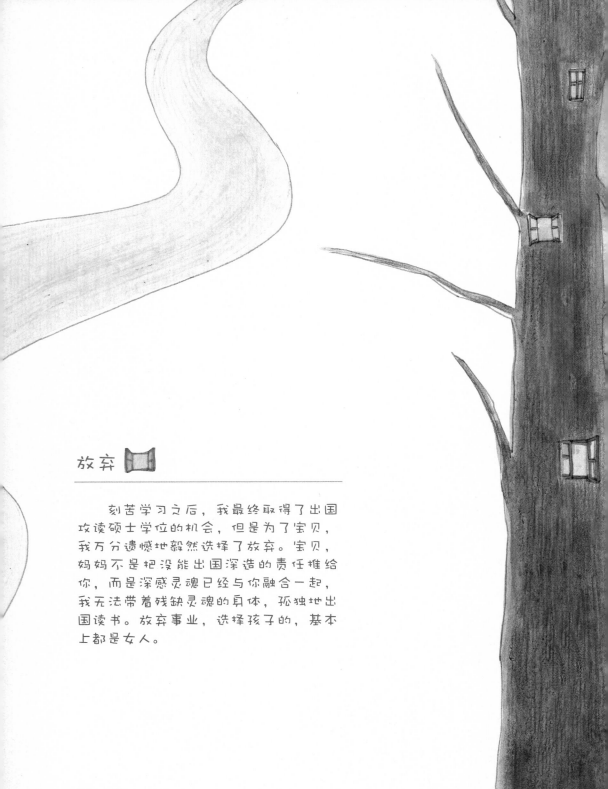

放弃

刻苦学习之后，我最终取得了出国攻读硕士学位的机会，但是为了宝贝，我万分遗憾地毅然选择了放弃。宝贝，妈妈不是把没能出国深造的责任推给你，而是深感灵魂已经与你融合一起，我无法带着残缺灵魂的身体，孤独地出国读书。放弃事业，选择孩子的，基本上都是女人。

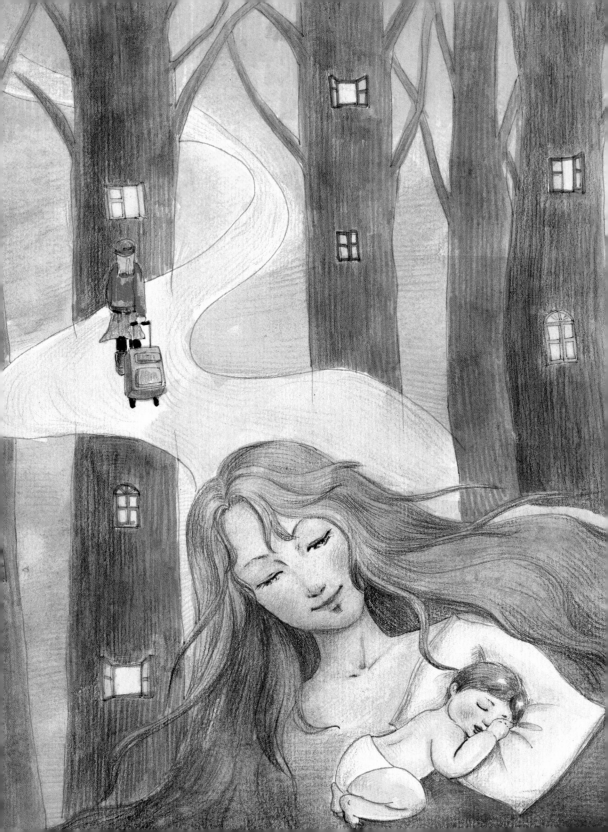

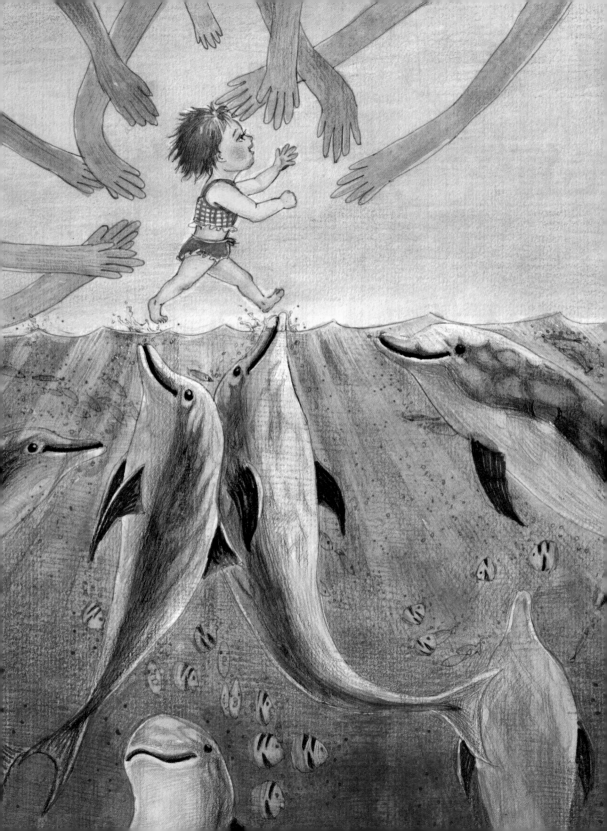

大海

　　宝贝第一次看见海时，就张开双手向海跑去。我纳闷，才一岁多的孩子，为什么对大海毫无畏惧呢？后来听人说，妈妈的肚子就是孩子的海洋，所以才会在出生时离开海的那一刻哇哇大哭。哦宝贝，你是在眷恋孕育你的爱的小屋吧，是在回归妈妈的心怀。你看，欢快的海豚纷纷向你游来，用嘴唇为你铺成道路，让你快乐地奔跑过去拥抱大海。

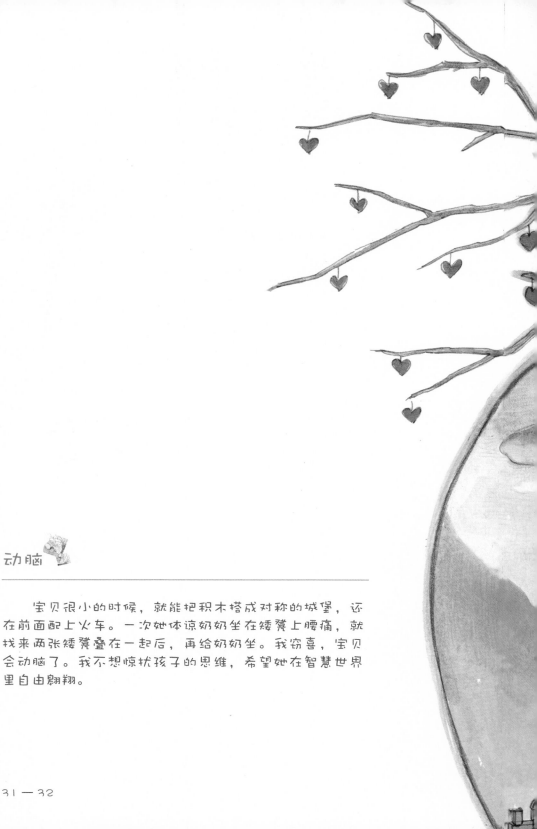

动脑

　　宝贝很小的时候，就能把积木搭成对称的城堡，还在前面配上火车。一次她体谅奶奶坐在矮凳上腰痛，就找来两张矮凳叠在一起后，再给奶奶坐。我窃喜，宝贝会动脑了。我不想惊扰孩子的思维，希望她在智慧世界里自由翱翔。

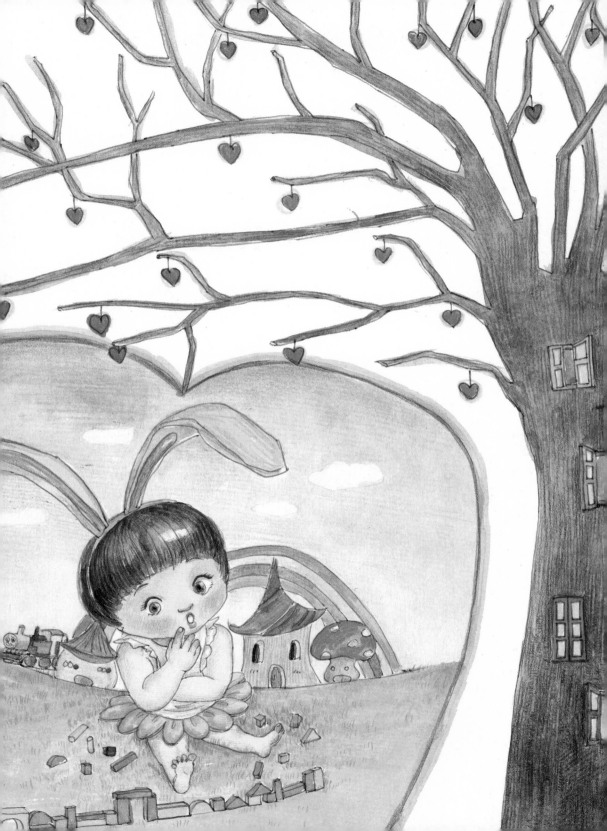

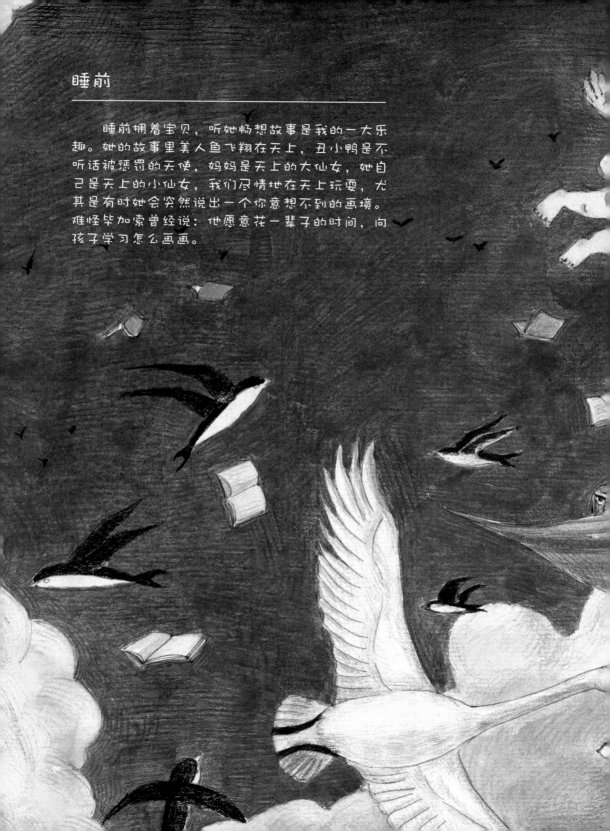

睡前

睡前拥着宝贝，听她畅想故事是我的一大乐趣。她的故事里美人鱼飞翔在天上，丑小鸭是不听话被惩罚的天使，妈妈是天上的大仙女，她自己是天上的小仙女，我们尽情地在天上玩耍，尤其是有时她会突然说出一个你意想不到的画境。难怪毕加索曾经说：他愿意花一辈子的时间，向孩子学习怎么画画。

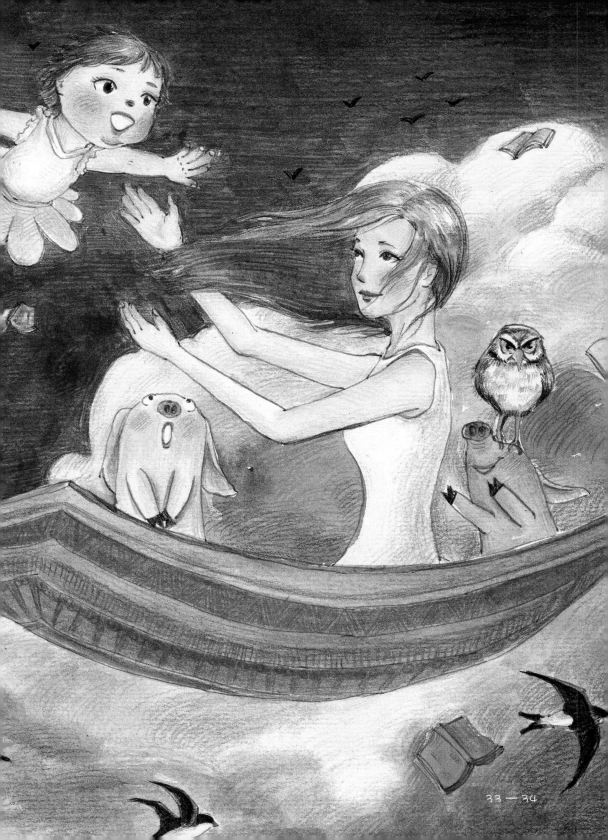

臭美

　　宝贝不到三岁便知道爱美了。她开始坚信自己拥有明星般迷人的风采，她会在别人说她不美丽时感到愤怒，她喜欢精致漂亮的裙子、闪亮炫目的皇冠，她会偷用妈妈的口红和高跟鞋，甚至照镜子时羞涩地对着自己笑。其实每个小孩都是爱美的小天使。

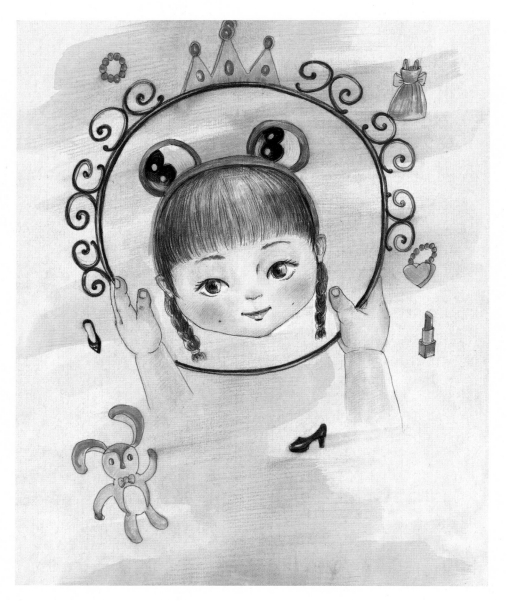

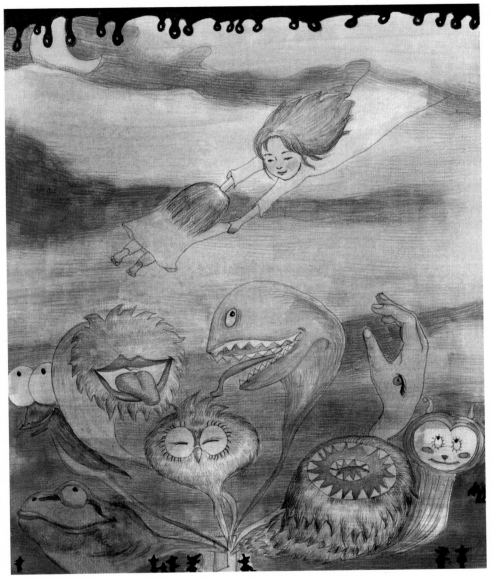

噩梦

　　喜欢静静地看孩子熟睡的小脸，也许在孩子明亮的内心里面也有来自黑暗的恐惧。半夜，宝贝有时会突然惊醒，哇哇大哭。我多么心疼与不安，也许是她白天见过的动物或玩具，在梦里幻变成了可怕的场景。不要害怕宝贝，妈妈夜夜都守护着你。我确信，宝贝长大后一定是个想象丰富、感情饱满、富有灵气的孩子。

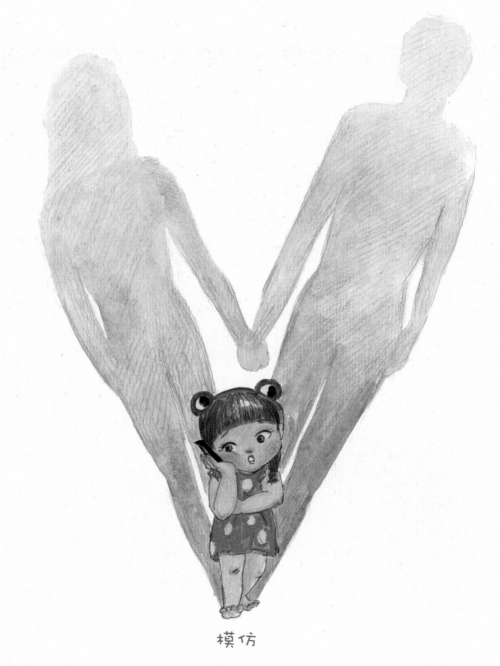

模仿

宝贝崇拜父母，有一天她突然从床上爬起，说一句："电话来了，上班喽。"原来她在模仿她爸爸。她时常拿起我们的手机拨号，然后贴在耳边，很酷地说："哦你好，要的，有事打电话嘛，拜拜。"逗得我们捧腹大笑。我希望宝贝踩着我们的影子慢慢长大，按她自己的方式成才。

打架

　　据说每个小孩身体里面都住了一个魔鬼。一次宝贝逞强，和其他小孩玩耍时打了架。每个父母内心都有自私的一面，总希望自己的孩子打架能打赢。但我狠狠地教训了她。宝贝，妈妈不愿意过于保护你，让你内心的魔鬼越长越大，我希望你成为一个有大爱之心的人。

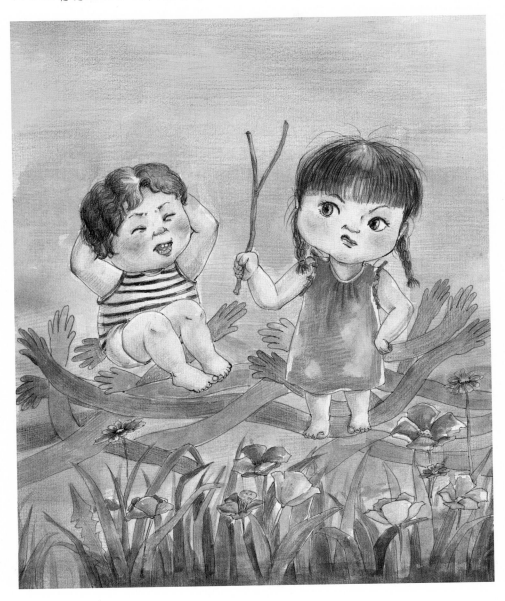

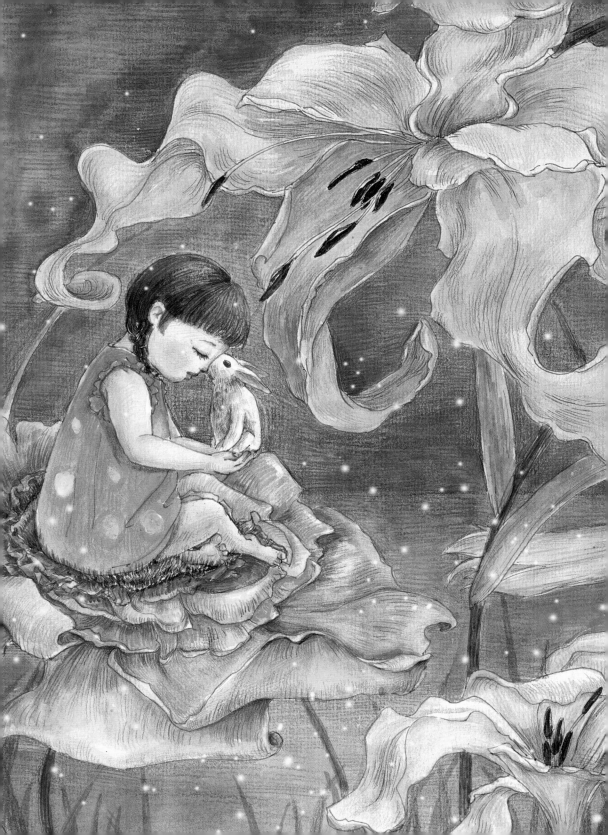

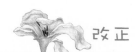

改正

在我们的努力教育下，宝贝不再出去打架了，她学会了改正自己的错误。人常说父母是作家，孩子就是父母创作出的作品。宝贝必须要有一些传统的美德，不过，我又不希望她像小兔子一样柔弱顺从。

心灵感应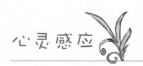

　　春天来了，花儿如星，草儿青青。我牵着宝贝的手，重游怀孕期走过的地方。宝贝指着我那时坐过的大石头说："妹妹和妈妈来过的。"我非常惊奇，心中涌动着亲情的暖流。前一阵我播放孕期喜欢听的音乐，没想到宝贝手舞足蹈，并且不停地要求重播。人常说母女连心，宝贝与妈妈的心灵感应，确乎与生俱来。

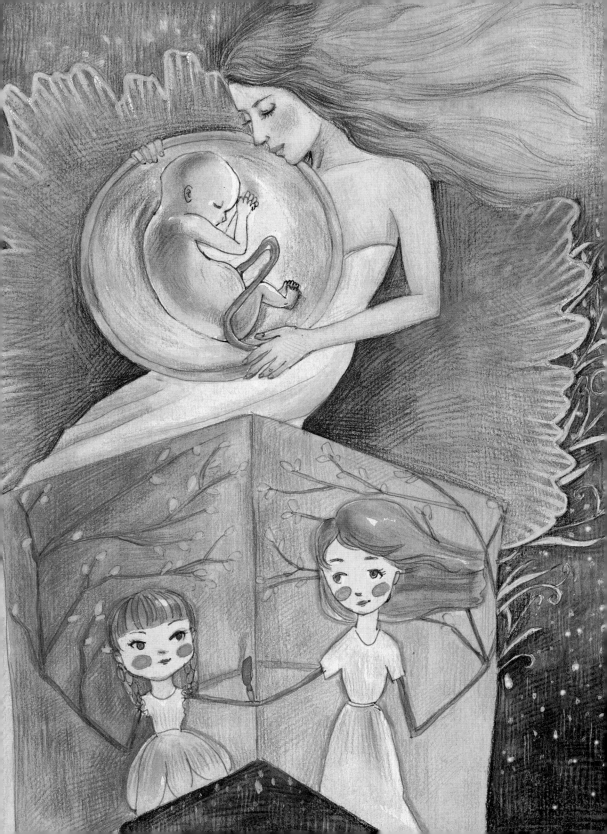

　　宝贝与其他孩子相处，常常会发生些不愉快，老一辈认为不能让自己孩子吃亏。而我与他们的看法又有一些分歧，很迷茫。幼儿时期的家庭教育会影响孩子的一生，我希望孩子在一个和谐健康的环境中长大，真不希望孩子去烦恼到底该听谁的。

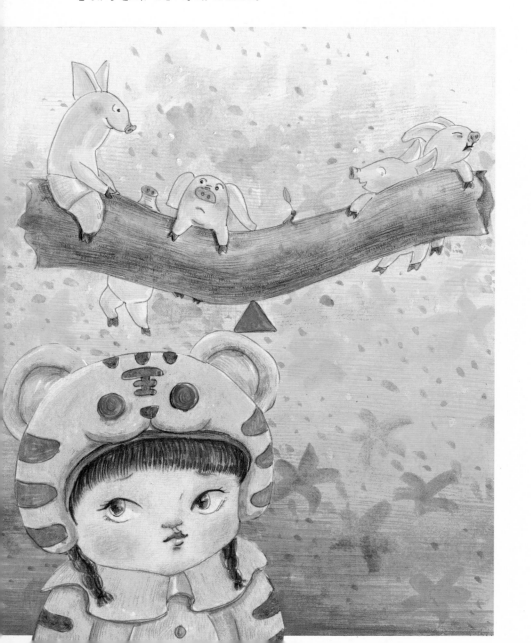

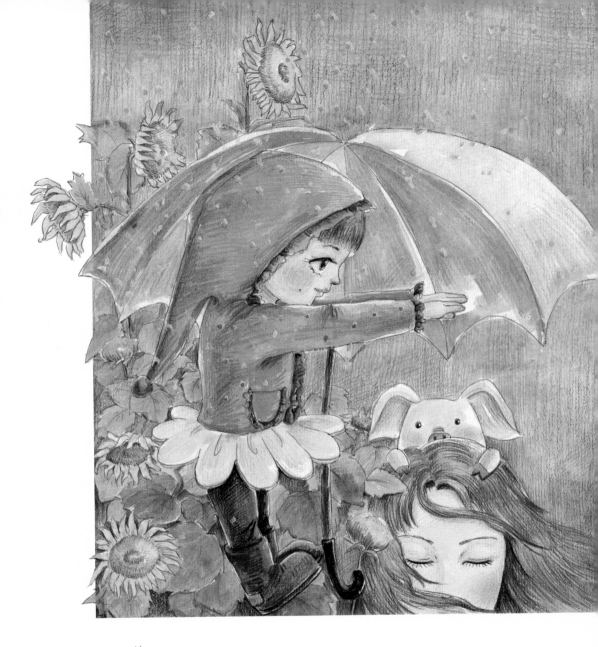

关心家人 🌻

　　抱着孩子温软的身体，走在回家下雨的路上。宝贝用她胖胖的小手，合拢在我头上说："妈妈下雨了，妹妹帮你当伞伞。"稚嫩的声音犹如天使之音，那样动听悦耳，让我激动温暖。一直觉得只有大人保护孩子，原来孩子也会关心保护家人。

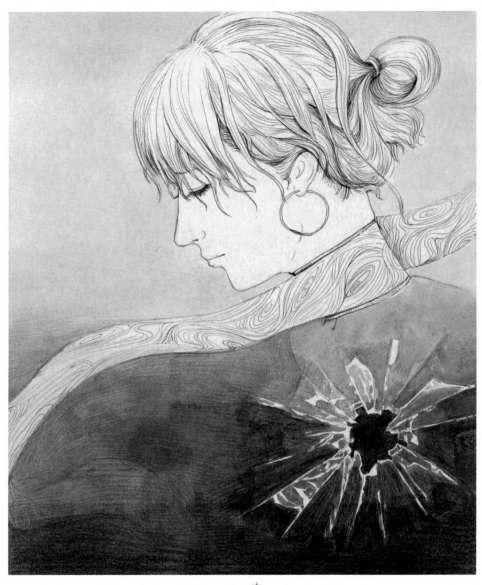

心碎

　　一个心神不定的下午，突然传来宝贝被防盗门压破了手拇指，伤情严重的消息。我的心一下子裂开了一个大洞，我不敢想流在门口那一摊血迹；不敢想孩子一声接一声喊妈妈的哭声，我不顾一切冲进医院，抱着手上扎满绷带的宝贝泣不成声。宝贝呀你一定要好好的，不然妈妈心上的大洞是补不起的。

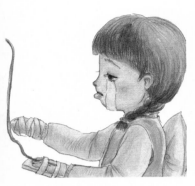

"呜……妹妹不要打针针。"

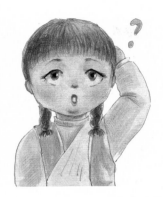

"妈妈，你为啥子要哭取？"

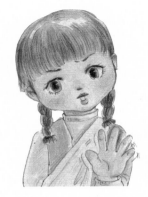

"不要要门门，要遭夹手手哟。"

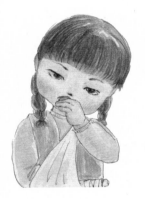

偷嘴

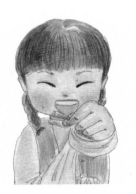

"爸爸，妹妹喂你。"

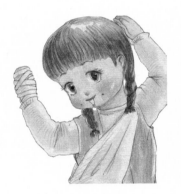

妹妹在医院跳舞

住院

这是一根我常放在嘴唇上亲吻的，白白肉肉的拇指，它被铁门活生生挤压掉一块血肉，缝针、输液、换药……我每一次都伴着孩子的哭喊流泪。我责问上天，为什么让这么小的孩子忍受痛苦？"妈妈，妹妹要吃薯条"；"爸爸，妹妹要打鬼鬼游戏"。这种时候，就是她要天上的星星，我也要想尽一切办法给她摘下来，安慰宠爱她受伤的身心。

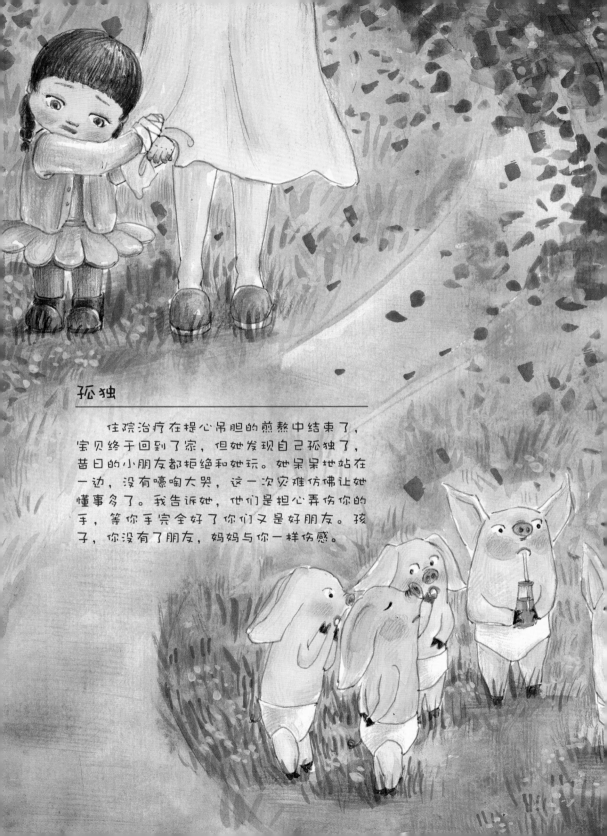

孤独

　　住院治疗在提心吊胆的煎熬中结束了，宝贝终于回到了家，但她发现自己孤独了，昔日的小朋友都拒绝和她玩。她呆呆地站在一边，没有嚎啕大哭，这一次灾难仿佛让她懂事多了。我告诉她，他们是担心弄伤你的手，等你手完全好了你们又是好朋友。孩子，你没有了朋友，妈妈与你一样伤感。

呵护妈妈

　　我一直不明白宝贝为什么要留下那些没用过的绷带。直到一次外出，我的手受了一点小伤，她拿出抽屉里的绷带，笨笨地为我包扎，还嘟起小嘴巴一边吹，一边念叨："妈妈不痛，包了就好了。"宝贝我理解，你是因为感受过受伤的痛苦，才理解妈妈的痛，你的关怀就是妈妈最好的"疗伤药"呀！

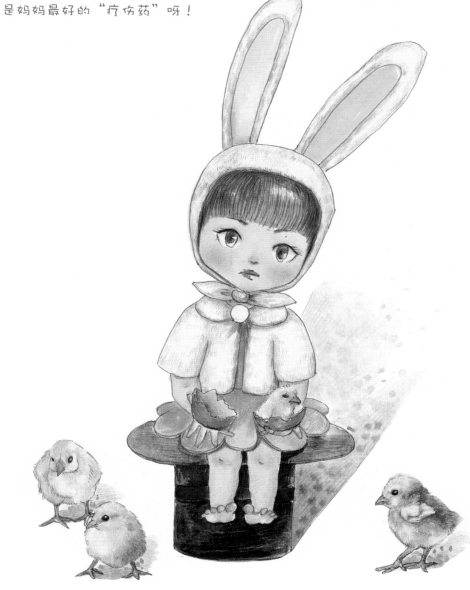

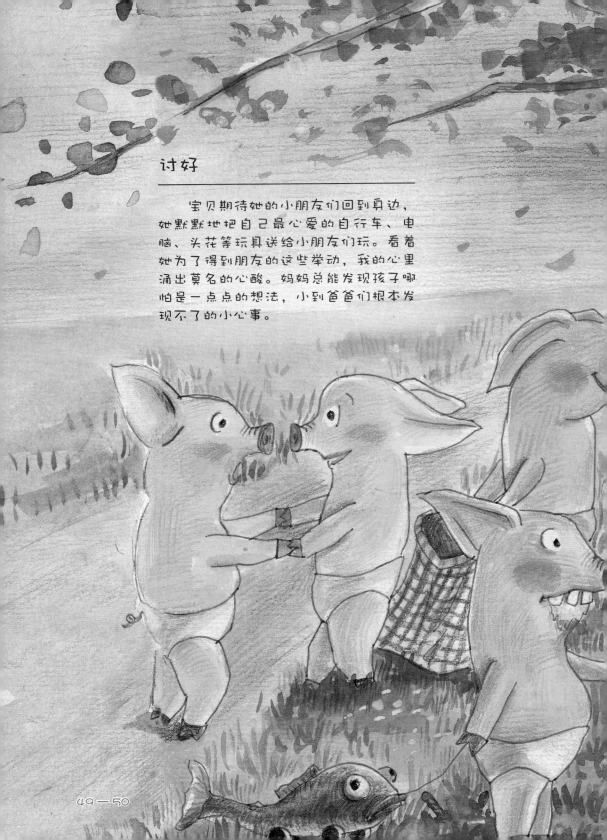

讨好

　　宝贝期待她的小朋友们回到身边，她默默地把自己最心爱的自行车、电脑、头花等玩具送给小朋友们玩。看着她为了得到朋友的这些举动，我的心里涌出莫名的心酸。妈妈总能发现孩子哪怕是一点点的想法，小到爸爸们根本发现不了的小心事。

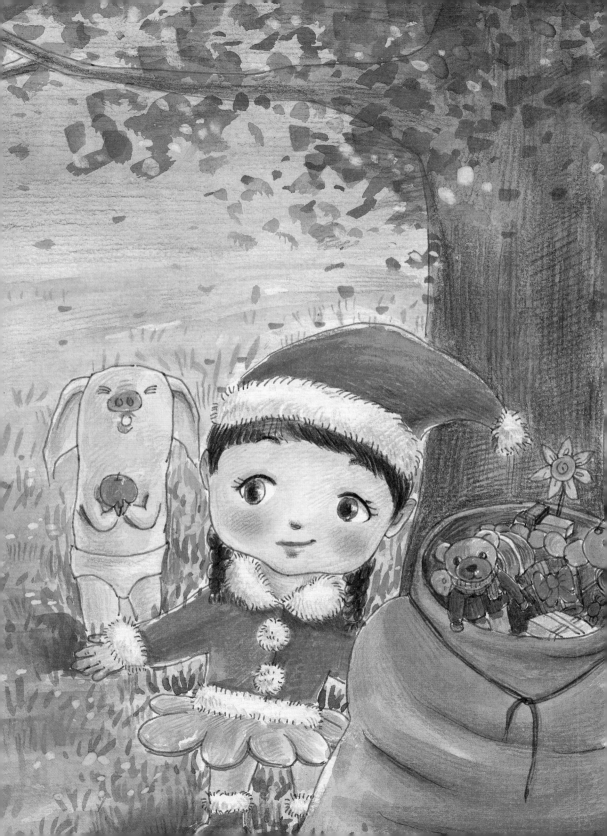

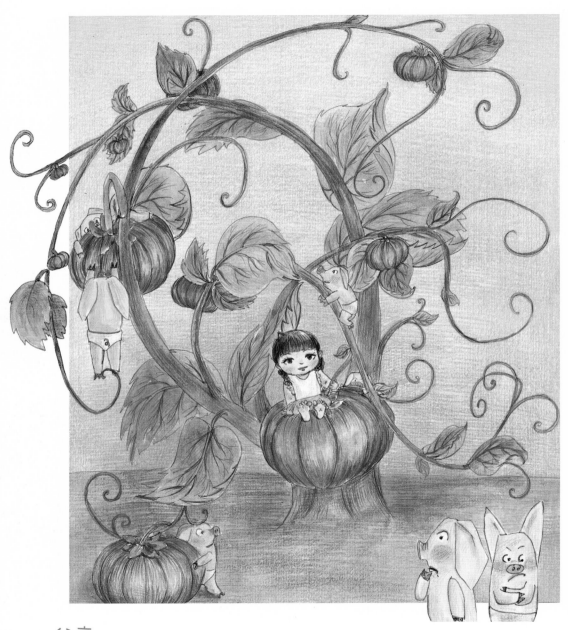

分享

慢慢地，宝贝无私的给予得到了回报，昔日的小朋友回到了她身边，她们在一起愉快地做游戏，或分享她的玩具。宝贝，你有了朋友不再孤独，妈妈为你偷着乐呢！

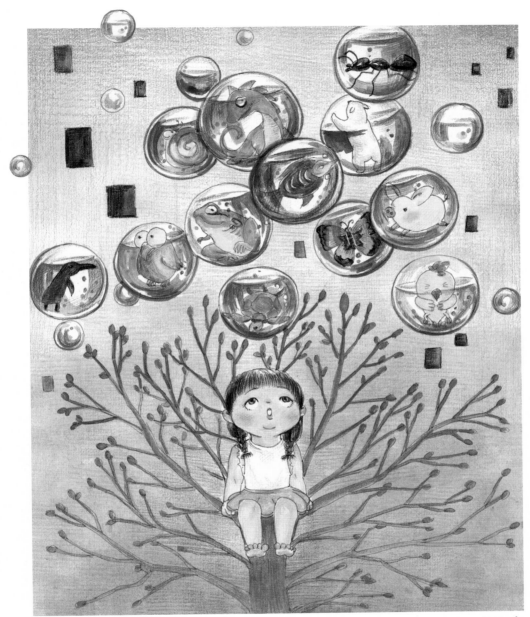

好奇

　　外出旅游，宝贝很好奇这缤纷的世界，时常会提出你意想不到的问题。这时我多么想变成一棵大树，托起我的宝贝，让她能仰头望见各种知识的窗口。而每当她问我为什么的时候，我多么欣喜，同时又恨自己的知识太少，然后挖空心思去想一个合理的答案回答她。

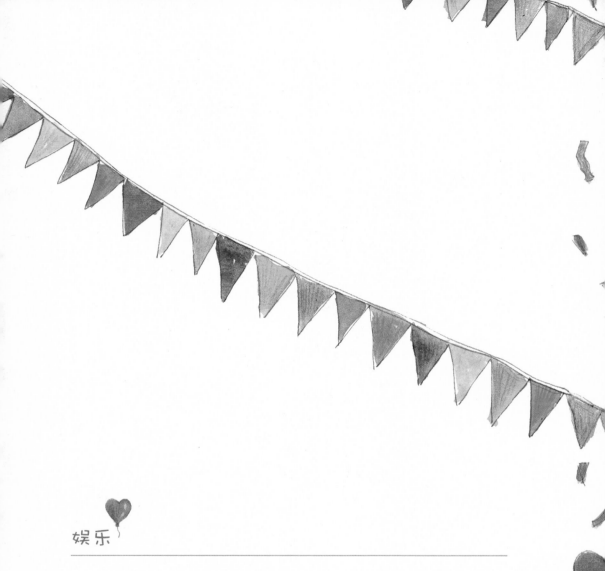

娱乐

　　每天晚上，是我们家最快乐的时光，因为有宝贝在家人的笑声和掌声中跳舞，唱着她胡乱编的歌。她的表演能让我们忘却任何的不快乐。我用摄像机记录着这些可爱场景，闲来时反复观看，也希望她长大后能给更多的人带去快乐。

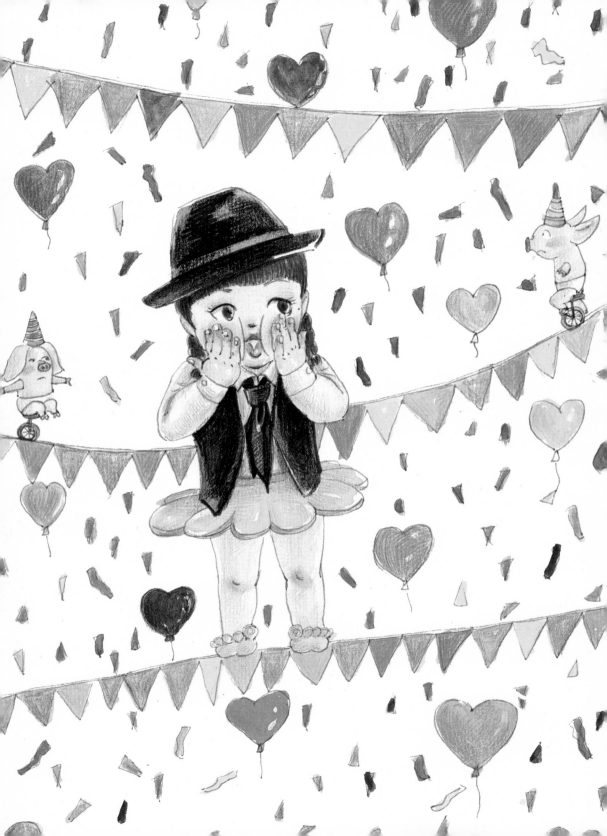

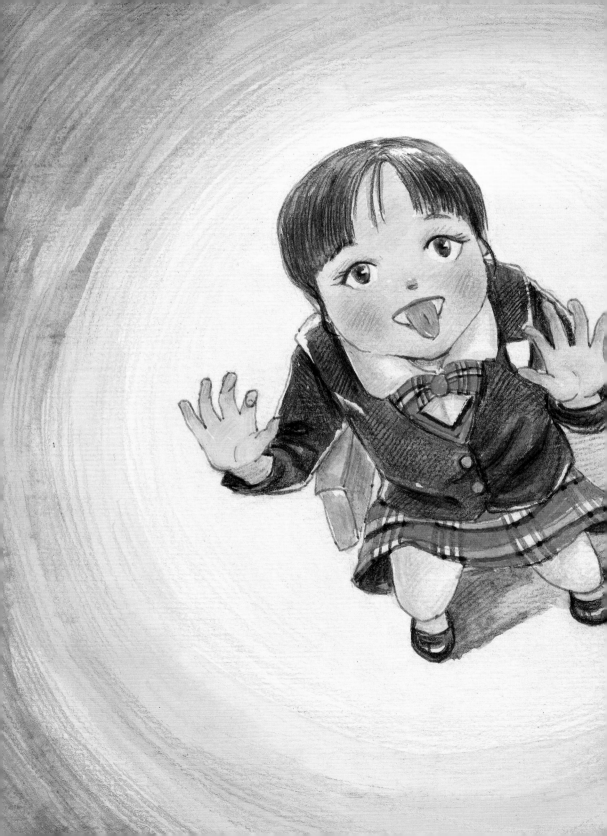

进幼儿园

不知不觉，宝贝满三岁了，她终于不用趴在墙外，羡慕地看着幼儿园的小朋友升国旗了。当她领到幼儿园的校服时，穿在身上开心地摆着各种造型。宝贝，感谢你之前给妈妈带来的快乐，开始学习吧，你的未来会充满七色光芒。

抢"老公"

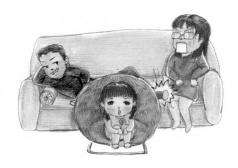

妹妹很喜欢爸爸,
有一天我们在客厅看电视……

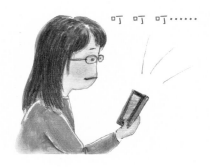

叮 叮 叮……

迅速爬回到沙发上

妹妹爬到爸爸身上说:"太
好了,她终于出去了,现在
老公是我一个人的了。"

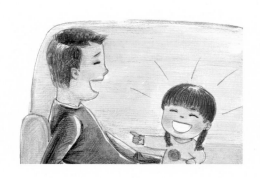

巧克力是这样到手的

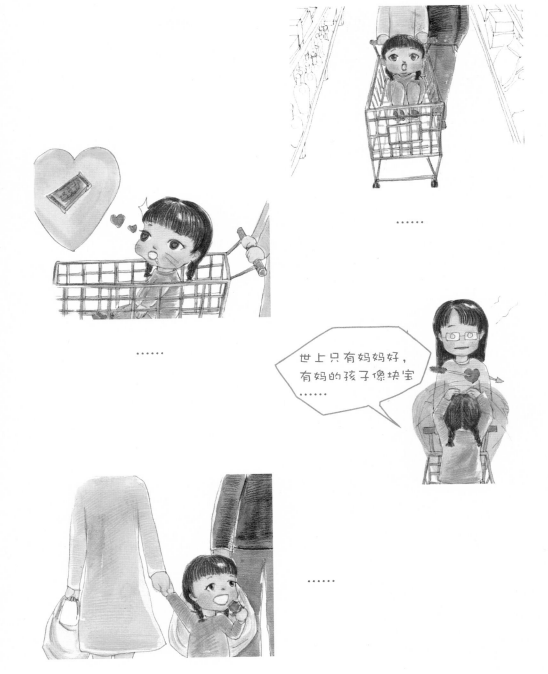

妹妹也有老公

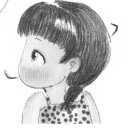

老公,老婆想买条裙子了,波西米亚风格的,给我……

要得!

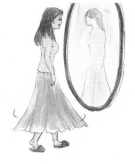

……

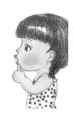

要得!

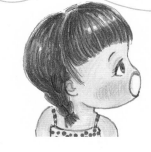

老公,老婆想买亮色的小皮包配我那件新买的衣服。

"老公,妹妹想买一件灰姑娘的蓝裙子。"

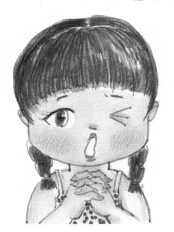

国歌代表我的心

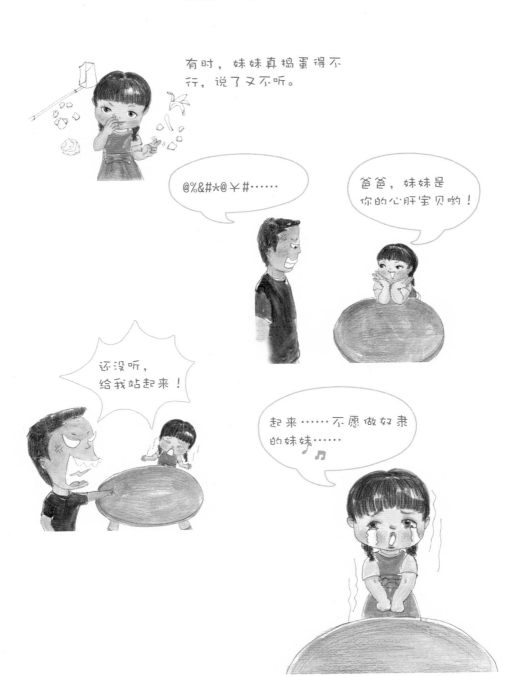

赛跑的胡子

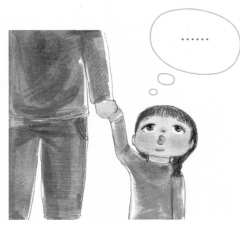

......

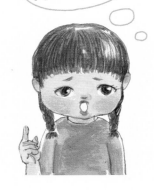

爸爸的胡子好厉害哟，都从爸爸鼻鼻里面跑出来了。

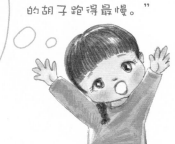

"爸爸的胡子在比赛赛跑，头头上的胡子跑得最快，鼻鼻里面的胡子跑得最慢。"

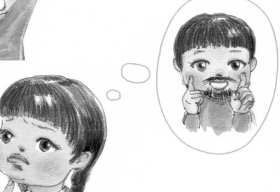

"胡子，你不要在妹妹的鼻鼻和嘴嘴上跑哦。"

人生的第一个造句

妹妹会造句了，她人生的第一个句子，我记得特别清楚。

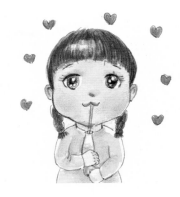

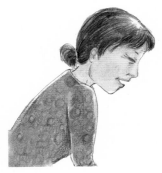

奶奶说："妹妹用'很臭……很香……'造句。"

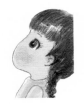

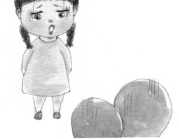

"爷爷放屁很臭。"

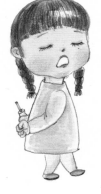

"妹妹放屁很香。"

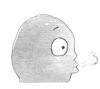

"宜家"还是"一家"

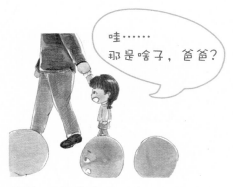

爸爸周末带孩子，就带妹妹去工地上班。

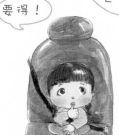

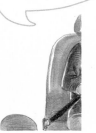

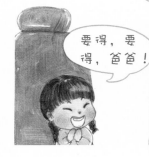

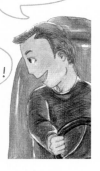

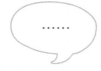

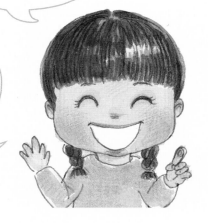

暖心

一天，我在书房画绘本时，妹妹趴在桌前激动地看着有很多妹妹的画。

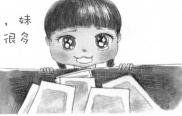

哇！妈妈，咂个有好多妹妹耶？

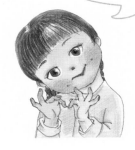

因为妈妈很爱妹妹呀，怎么爱都爱不够，就想把你画下来嘞！

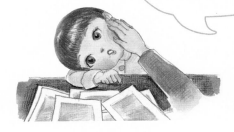

妈妈，等妹妹长大后，也要画好多好多的妈妈。

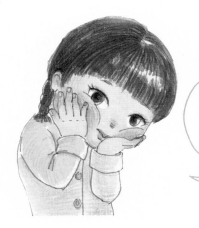

爸爸不爱妈妈，妹妹会爱妈妈

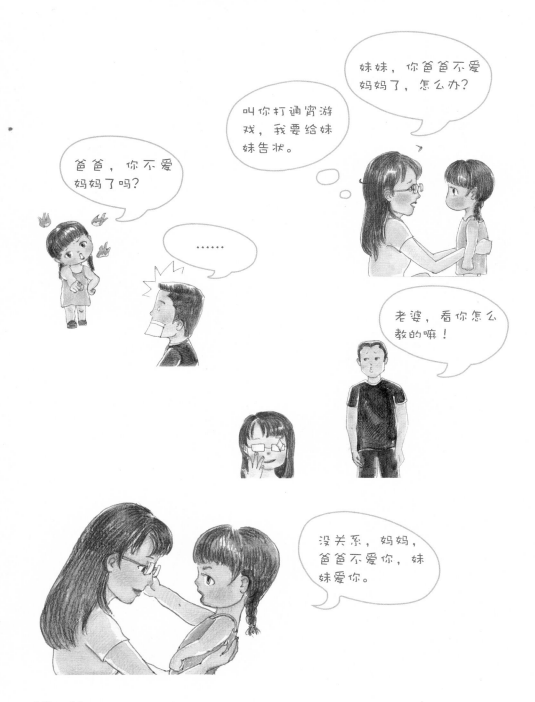

"和谐的一家"

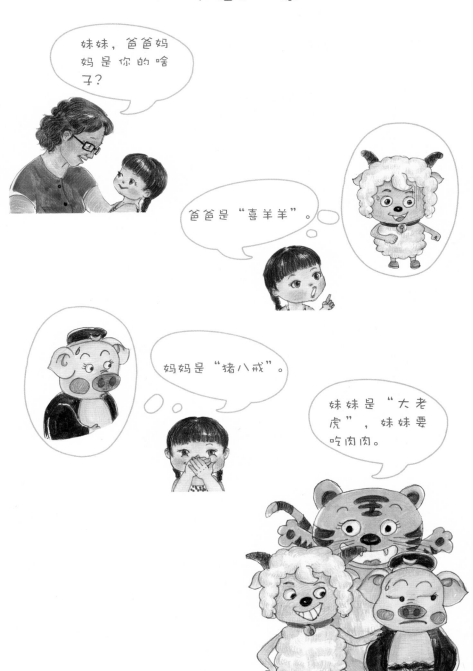

伤不起

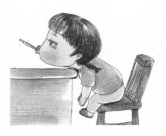

妹妹有点发低烧，我们决定物理治疗，不去医院。

......

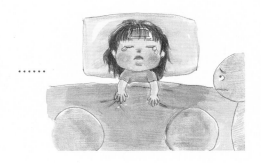

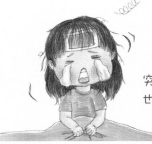

突然坐起唱歌，"伤不起，再也伤不起……"。♪ ♫

"奶奶，妹妹再也伤不起了呀，妹妹要去医院看医生叔叔。"

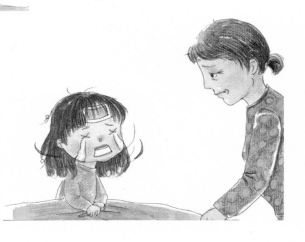

喜欢洗澡澡，讨厌洗头头的妹妹

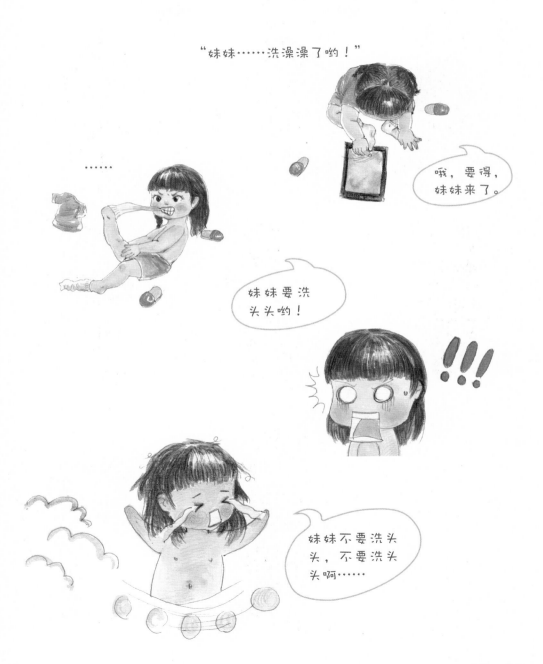

武林高手

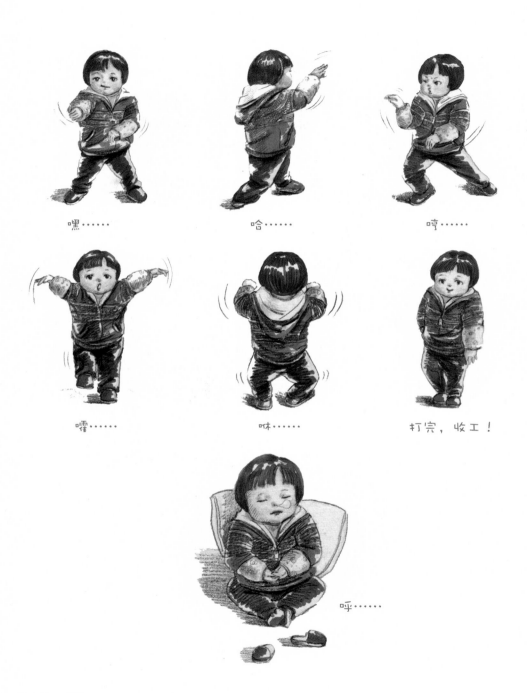

嘿……

哈……

哼……

嚯……

咻……

打完，收工！

呼……

可怜的蚂蚁君

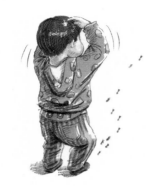

"妈妈，那是啥子哟？"

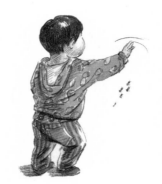

"不跑，不跑嘛，小蚂蚁。"

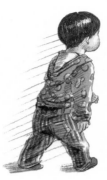

快追

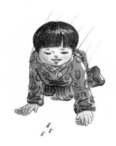

"等到我嘛。"

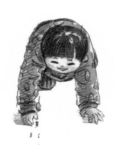

"追到你了！"

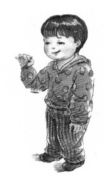

"小样，抓到你了吧！"

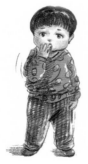

一口吃掉

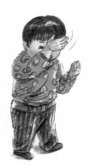

"天啊，好难吃！"

泰国的长颈族公主

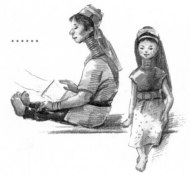

......

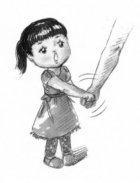

"爸爸，她们是公主吗？
嘟个嘟个多项链耶？"

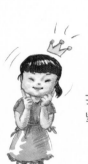

"妹妹也是公
主哦，妹妹家
里有皇冠。"

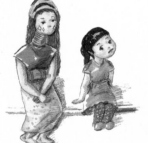

慢慢移动

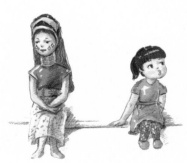

悄悄坐下

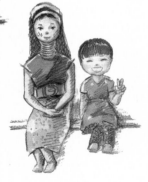

"爸爸，快给妹妹照相。"

妹妹的时装表演

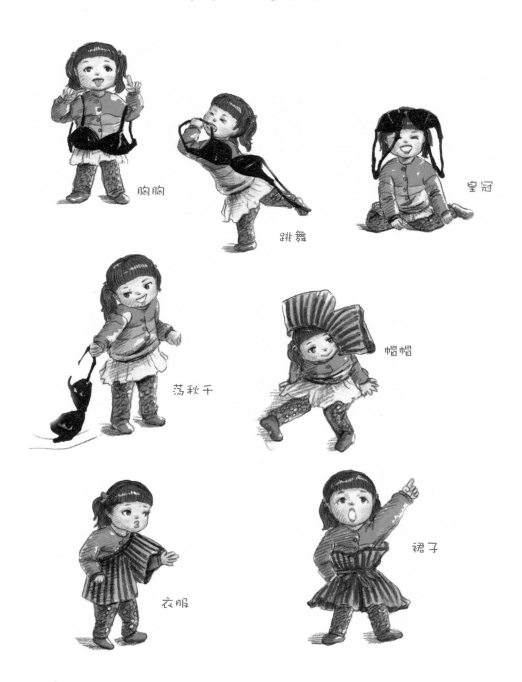

胸胸

跳舞

皇冠

荡秋千

帽帽

衣服

裙子

"表情帝"

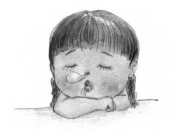

"呼……呼……呼……"

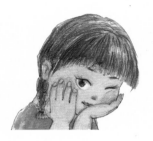

"嘻嘻……"

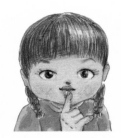

"嘘……"

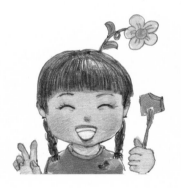

"好好吃哟！"

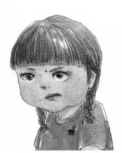

"哼！"

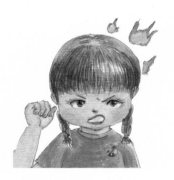

"打你，妹妹生气啦！"

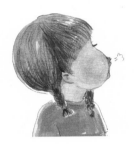

不理你

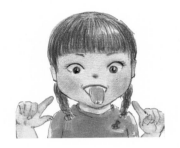

鬼脸

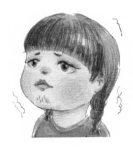

被教育了，委
屈……

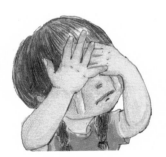

"呜……呜……呜……"

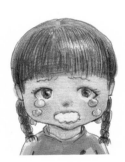

"哇……"

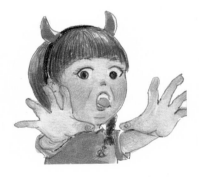

"鬼鬼，怕不怕？"

夏女其人

　　夏女，四川美术学院毕业的美女，当年作为美女如云的重庆赛区代表，参加过"世界大学生形象大使选美大赛"并获得"十佳称号"。夏女更是一个才女，她的绘画富有灵气，充满想象和创意，她对形象思维的悟性是过人的。

　　川美毕业后第一次见到她的时候，是她刚从上海创办"新艺美术培训中心"回渝。一袭黑衣，侃侃而谈，还是那么貌美，只是比大学时期多了一份成熟与自信。接着，她在重庆创办了"重庆新培艺工艺美术工作室"，又与他人合作创办了"花木马绘本馆"。一个年轻轻的女孩子，自创天下，确实很能干。而今一本《妈妈日记》绘本面世，让同是从事美术的我汗颜。

　　这是夏女的第一本正式出版的绘本，不但表现了她绘画创意的天分，也表现了她柔情的内心世界和过硬的文字功底，她已对绘本创作产生浓厚的兴趣。和她谈起以后的创作，发现她未来的绘本选题极富特色与奇特的想象力，我感觉在重庆乃至中国，会升起一颗绘本美术的新星，我只有羡慕地期待她的下一本绘本，再下一本绘本……

—— 范高

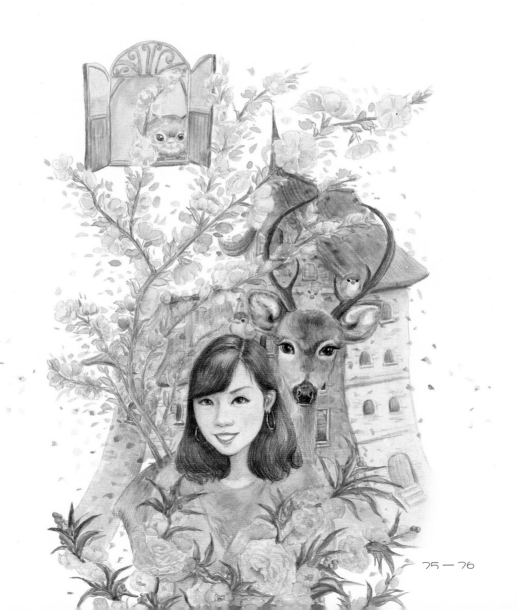

75 — 76

图书在版编目（CIP）数据

妈妈日记 / 夏女绘著. — 重庆：西南师范大学出版社，2015.3

ISBN 978-7-5621-7346-5

Ⅰ．①妈… Ⅱ．①夏… Ⅲ．①妊娠期－妇幼保健－普及读物②分娩－普及读物③婴幼儿－哺育－普及读物 Ⅳ．①R715.3-49②R714.3-49③R174-49

中国版本图书馆CIP数据核字（2015）第047376号

妈妈日记　夏女　绘著
MAMA RIJI

责任编辑：王正端　袁　理

整体设计：方肆设计　宋　宇　袁榕涔

西南师范大学出版社（出版发行）

地　　址：重庆市北碚区天生路2号	邮政编码：400715
本社网址：http://www.xscbs.com	电　话：（023）68860895
网上书店：http://xnsfdxcbs.tmall.com	传　真：（023）68208984

经　销：新华书店

排　版：重庆大雅数码印刷有限公司·吴秀琴

印　刷：重庆市金雅迪彩色印刷有限公司

开　本：787mm×1092mm　1/16

印　张：5

字　数：45千字

版　次：2015年5月　第1版

印　次：2015年5月　第1次印刷

ISBN 978-7-5621-7346-5

定　价：28.00元

本书如有印装质量问题，请与我社读者服务部联系更换。

读者服务部电话：（023）68252507

市场营销部电话：（023）68868624　68253705

西南师范大学出版社正端美术工作室欢迎赐稿。

正端美术工作室电话：（023）68254657（办）　13709418041

E-mail：xszdms@163.com